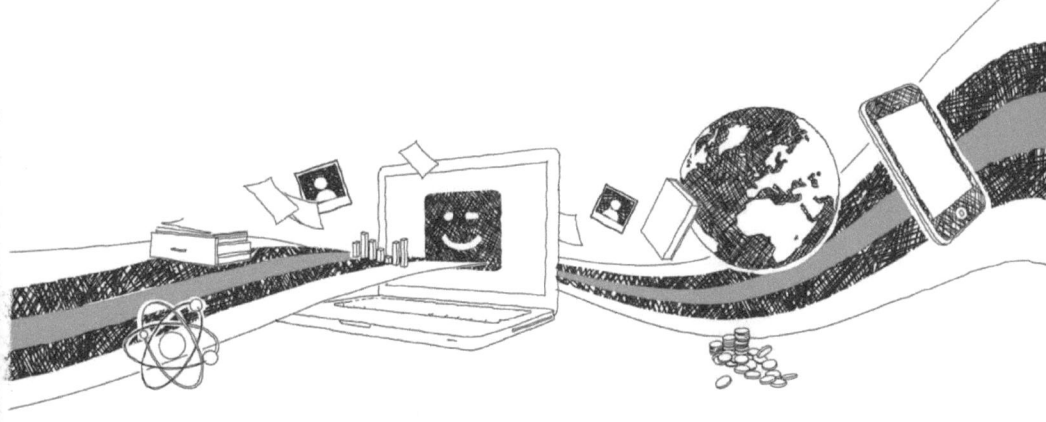
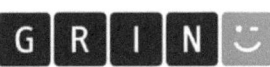

Nicole Ketter

Wie erleben Kinder im Grundschulalter den Verlust ihrer durch eine Krebserkrankung verstorbenen Mutter?

GRIN Verlag

Bibliografische Information der Deutschen Nationalbibliothek:

Die Deutsche Bibliothek verzeichnet diese Publikation in der Deutschen National-
bibliografie; detaillierte bibliografische Daten sind im Internet über http://dnb.d-
nb.de/ abrufbar.

Impressum:

Copyright © 2010 GRIN Verlag GmbH
Druck und Bindung: Books on Demand GmbH, Norderstedt Germany
ISBN: 978-3-640-82565-3

Dieses Buch bei GRIN:

http://www.grin.com/de/e-book/165642/wie-erleben-kinder-im-grundschulalter-
den-verlust-ihrer-durch-eine-krebserkrankung

GRIN - Your knowledge has value

Der GRIN Verlag publiziert seit 1998 wissenschaftliche Arbeiten von Studenten, Hochschullehrern und anderen Akademikern als eBook und gedrucktes Buch. Die Verlagswebsite www.grin.com ist die ideale Plattform zur Veröffentlichung von Hausarbeiten, Abschlussarbeiten, wissenschaftlichen Aufsätzen, Dissertationen und Fachbüchern.

Besuchen Sie uns im Internet:

http://www.grin.com/

http://www.facebook.com/grincom

http://www.twitter.com/grin_com

Universitätsklinikum Düsseldorf

Bildungszentrum für Kompetenzentwicklung im Gesundheitswesen
Weiterbildungslehrgang für die Pflege in der Onkologie

<u>Facharbeit</u>

Wie erleben Kinder im Grundschulalter den Verlust ihrer durch eine Krebserkrankung verstorbenen Mutter?

von
Nicole Ketter

1. Gutachter: Pflegedienstleiter am Marienhaus Klinikum, Bad Neuenahr Ahrweiler

August 2010

I. Gestaltung der Arbeit

Im Sinne einer Vereinfachung gelten alle Bezeichnungen stellvertretend für beide Geschlechter.

II. Abkürzungen

z.B. = zum Beispiel

vgl. = vergleiche

lat. = lateinisch

WHO = World Health Organisation

Herzlichen Dank

an, alle die mich in dieser Abschlussarbeit
begleitet und unterstützt haben.

Besonders möchte ich mich bei meiner
Familie und Freunden bedanken, die mir den Freiraum gewährt haben,
den ich brauchte um diese Arbeit zu schreiben
und speziell meinem Freund, der bei Computerproblemen
und Fragen rund um das Layout und formatieren der Arbeit
immer die rettende Hilfe war.

Danken möchte ich auch meinem Pflegedienstleiter, Herrn Blerim Hetemi
für seinen ehrlichen Feedbacks und das sorgfältige Gutachten,
sowie
Herrn Dr. Josef Spanier nebst Frau Dr. Bärbel Schlesinger,
die mir diese Weiterbildung im Rahmen des
bestehenden Brustzentrums, im Marienhaus, Bad Neuenahr, ermöglicht haben.

Dank gebührt aber auch allen Fachkräften,
die meinen Umgang mit einer effizienten Trauerbegleitung
während der Weiterbildung maßgeblich geprägt haben,
ganz besonders auch an Frau Stefanie Töpfer als Praxisanleiterin und Dozentin
für die wertvolle Fachberatung währen der gesamten Ausbildung.

Inhaltsangabe   Seite

1. Einleitung

„Tust Du meiner Mama weh?" fragte mich die 8jährige Anna mit erschrockenen Augen und näherte sich neugierig an das Krankenbett ihrer sich in der Finalphase befindlichen Mutter.

„Nein", erwiderte ich erstaunt und fügte eher wortsuchend hinzu:

„ Ich gebe Deiner Mama eine kleine Spritze, dass sie keine Schmerzen mehr hat!"

Wie eine Einwilligung „ohne Worte" tritt Anna noch näher ans Bett und schaut zweifelnd und ganz genau zu, als ich ihrer Mutter die Injektion verabreichte.

Diese Situation, vor ungefähr zwei Jahren, machte es zum Anlass, jetzt, im Rahmen der derzeitigen Weiterbildung, mir die Frage zu stellen, wie Kinder, mit der Trauer und dem Sterben ihres geliebten Elternteils umgehen, zurechtkommen; vielmehr wie sie es verarbeiten und wer sie in dieser Lage begleitet.

„Gib´mir Deine Hand- Trauerbegleitung für Kindern", so sollte ursprünglich der Titel meiner Facharbeit lauten! In meiner Einleitung möchte ich nachträglich eine Begründung dafür abgeben:

Kinder brauchen in dieser extrem schweren Phase ihres Lebens eine emotional sichere Hand, Trauer und Verlust zu verarbeiten!

Erwachsene die sich dieser Situation gewachsen fühlen, sollten dem Kind eine Hand reichen, sie nicht unwissend und alleine lassen und somit einer kindgerechten Trauerbegleitung mehr Beachtung schenken.

In meiner Facharbeit werde ich verschiedene Stationen einer adäquaten und effizienten Trauerbegleitung für Kinder wie Anna, beschreiben, so das auch deren Umfeld, wie z.B. die nächsten Angehörigen, die Kinder in ihrer Art Trauerverarbeitung verstehen und miteinbeziehen.

Der Inhalt meiner Facharbeit entstand nach einer mehrmonatige Literaturrecherche, eigenen Erfahrungen in der Praxis, sowie ein Erfahrungsbericht einer Krankenschwester einer onkologischen Station.

2. Was bedeutet Trauer?

Der Begriff **Trauer** bezeichnet die durch ein betrübendes Ereignis, namentlich durch den Verlust nahe stehender oder verehrter Personen, oder durch die Erinnerung an solche Verluste verursachte Gemütsstimmung und deren Kundgebung nach außen. http://www.zeno.org/Meyers-1905/A/Trauer?hl=trauer (16.06.2010)

2.1 Trauer ist Verlust

Der Verlust eines nahen Angehörigen, eines geliebten Menschen stürzt die Menschen in Tiefen und Verzweiflung, die sie vorher oft nicht kannten.

Trauer ist eine ganz normale Reaktion, wenn Erwachsene und Kinder einen nahen Menschen verloren haben. Trauer ist ein Bemühen der Seele, das Geschehene zu begreifen (vgl. Tausch-Flammer &Bickel, 2009, S.46). Die wichtigste Aufgabe von Trauer besteht darin, schwere Verluste zu akzeptieren und das eigene Weltbild der neuen Situation anzupassen. Viele Menschen wollen Verluste nicht wahrhaben. Beim Tod eines geliebten Menschen z.B. verhalten sich manche weiter so, als lebte der Verstorbene noch immer. Sie lassen möglichst alles unverändert, „mumifizieren" gleichsam den Verstorbenen und stützen so ihre Illusion. Indem man sich häufiger von der Realität überzeugt (auf den Friedhof geht, statt das Bett des Verstorbenen zu beziehen) und sich selbst deutliche Zeichen setzt (indem man etwa die Wohnung der neuen Situation „anpasst"), erleichtert man es sich, den Anschluss zum wirklichen Leben zu finden. Immer mehr Menschen vermeiden es, den Toten noch einmal zu sehen oder gar ihn zu berühren, geschweige denn an seiner Aufbahrung oder Beerdigung aktiv mitzuwirken. Dabei kann ein solcher „letzter Dienst" den Abschied erleichtern. Manche Hinterbliebenen begeben sich stattdessen lieber auf die Suche nach dem „Schuldigen" für den Verlust. Dahinter versteckt sich meist der Versuch, das Ereignis nicht zu akzeptieren. Denn wenn es einen „Schuldigen" gibt, hätte sich das Ganze vermutlich vermeiden lassen und bestünde kein Grund, am weiteren Leben etwas zu ändern.

2.1.1 Trauerphasen nach Verena Kast

Diese Einteilung erfolgt nach Verena Kast und basiert auf Empfehlungen von John Bowlby und Collin Murray Parkes. Diese Theorien rund um den Trauerprozess lehnen sich stark an das Modell der Sterbephasen von Kübler-Ross an und unterscheiden vier Phasen, die meist sukzessive und natürlich nicht streng voneinander getrennt ablaufen.

Erste Phase

Nicht-Wahrhaben-Wollen

Der Verlust wird verleugnet, der oder die Trauernde fühlt sich zumeist empfindungslos und ist oft starr vor Entsetzen: „Es darf nicht wahr sein, ich werde erwachen, das ist nur ein böser Traum!" Die erste Phase ist meist kurz, sie dauert ein paar Tage bis wenige Wochen.

Zweite Phase

Aufbrechende Emotionen

In der zweiten Phase werden durcheinander Trauer, Wut, Freude, Zorn, Angstgefühle und Ruhelosigkeit erlebt, die oft auch mit Schlafstörungen verbunden sind. Eventuell setzt die Suche nach einem oder mehreren „Schuldigen" ein (Ärzte, Pflegepersonal …). Der konkrete Verlauf der Phase hängt stark davon ab, wie die Beziehung zwischen den Hinterbliebenen und dem Verlorenen war, ob zum Beispiel Probleme noch besprochen werden konnten oder ob viel offen geblieben ist.

Starke Schuldgefühle im Zusammenhang mit den Beziehungserfahrungen können bewirken, dass man auf dieser Stufe stehen bleibt. Das Erleben und Zulassen aggressiver Gefühle hilft dem Trauernden dabei, nicht in Depressionen zu versinken. Weil in unserer Gesellschaft Selbstbeherrschung ein hoher Wert ist und abhängig von familiären und gesellschaftlichen Prägungen sogar die Tendenz bestehen kann,

Trauer ganz zu verdrängen, bestehen oft große Schwierigkeiten, diese Phase zu bewältigen. Indem die adäquaten Emotionen auch tatsächlich erlebt und zugelassen werden, kann die nächste Trauerphase erreicht werden.

Dritte Phase

Suchen, finden, sich trennen

In der dritten Trauerphase wird der Verlorene unbewusst oder bewusst „gesucht" - meistens, wo er im gemeinsamen Leben anzutreffen war (in Zimmern, Landschaften, auf Fotos, auch in

Träumen oder Phantasien ...). Mit der Wirklichkeit konfrontiert, muss der oder die Trauernde immer wieder lernen, dass sich die Verbindung drastisch verändert hat.

Der Verlorene wird bestenfalls zu einem „inneren Begleiter", mit dem man durch inneren Dialog eine Beziehung entwickeln kann. Im schlechteren Fall lebt der Trauernde eine Art Pseudoleben mit dem Verlorenen, nichts darf sich ändern, der Trauernde entfremdet sich dem Leben und den Lebenden. Wenn der Verlorene aber zu einer inneren Person wird, die sich weiterentwickeln und verändern kann, wird die nächste Phase der Trauerarbeit erreicht. Besonders hilfreich erweist sich, wenn in dieser Phase des Suchens, des Findens und des Sich-Trennens auch noch ungelöste Probleme mit der verlorenen Person aufgearbeitet werden können. Bisweilen kommt es in der dritten Phase auch zu Wutausbrüchen

Vierte Phase
Neuer Selbst- und Weltbezug
In der vierten Phase ist der Verlust soweit akzeptiert, dass der verlorene Mensch zu einer inneren Figur geworden ist. Lebensmöglichkeiten, die durch die Beziehung erreicht wurden und die zuvor nur innerhalb der Beziehung möglich gewesen sind, können nun zum Teil zu eigenen Möglichkeiten werden. Neue Beziehungen, neue Rollen, neue Verhaltensmöglichkeiten, neue Lebensstile können möglich werden. Dass jede Beziehung vergänglich ist, dass alles Einlassen auf das Leben an den Tod grenzt, wird als Erfahrung integrierbar. Idealerweise kann man sich dann trotz dieses Wissens auf neue Bindungen einlassen, weil man weiß, dass Verluste zu ertragen zwar schwer, aber möglich ist und auch neues Leben in sich birgt (vgl. Kast, 2008).

2.2 Trauerreaktionen bei Kindern

Wie Erwachsene durchlaufen Kinder in ihrer Trauerreaktion mehrere Phasen. Diese Phasen sind kein festes Schema, sondern nur Anhaltspunkte zum Verständnis. Ihr Verlauf wird stark von der Persönlichkeitsstruktur beeinflusst. Kinder zeigen und leben ihre Trauer weniger kontinuierlich als Erwachsene. Das bedeutet, in einem Moment können sie hemmungslos weinen und im nächsten Moment intensiv spielen (vgl. Hirschberg, 2009, S.7).
Trauernde Kinder brechen von Zeit zu Zeit in Tränen aus und jammern; so plötzlich wie der Traueranfall kam, ist er auch schon wieder vorbei, und das Kind spielt fröhlich weiter.

Wenn Kinder sich so widersprüchlich verhalten, denken Erwachsene vorschnell, dann begreifen sie auch nicht den Ernst der Lage und nehmen deshalb die Trauerreaktionen der Kinder nicht ernst. Diese Einstellung kann dazu führen, dass Kinder versuchen, die für sie neuen Gefühle von Schmerz, Wut, Leere Verlassensein und Hoffnungslosigkeit zu unterdrücken. Nach außen funktionieren sie wie gewohnt, so dass die Erwachsenen sich darin bestätigt sehen, Kinder würden den Tod doch ganz schnell wegstecken.

Doch die Sprunghaftigkeit kindlichen Trauerns wirkt als ein natürlicher Schutzmechanismus, der es ihnen nur von Zeit zu Zeit gestattet, Trauer auszudrücken. Sie schützen sich vor Überbeanspruchung. Kinder stolpern in Pfützen der Trauer hinein und springen wieder weiter. Längere Trauerzustände wären eine zu große Bedrohung für ihre sich erst im Aufbau befindende Person (vgl. Ennulat, 2010, S. 59).

Vater und Mutter sind die wichtigsten Bezugspersonen im Leben eines Kindes. Die Besonderheit der Elternbindung führt dazu, dass vor allem jüngere Kinder ihre gesamten Gefühle in ihre engsten Bezugspersonen, die Eltern, investieren. Je jünger das Kind ist, desto intensiver ist diese Bindung, da noch keine Ablösung stattgefunden hat (Furman, 1977, Tonkins & Lambert, 1996).

Bei Trennung und Tod kehren existentielle Ängste zurück, die Bedürfnisse von Kindern nach Sicherheit, Geborgenheit und Liebe sind bis auf das Äußerste bedroht. Was die Folgen des Elternverlusts betrifft, so wird nicht nur im Bezug auf die unmittelbaren Auswirkungen von einem kritischen Ereignis gesprochen, sondern auch im Hinblick auf mittel- und längerfristige Konsequenzen

2.2.1 Unkompliziertes trauern

Wenn die Todesnachricht plötzlich eintritt, löst sie einen Schock aus. Daher ist es wichtig, dass die Todesnachricht in einer ruhigen Situation überbracht wird. Gut ist es, wenn genügend Zeit vorhanden ist, um Schock, Unverständnis und Fragen abzuwarten und auffangen zu können. Kinder sind auf möglichst genaue Informationen angewiesen, da sie ihre Sprachlosigkeit nicht durch Fragerituale überwinden können. Je unerwarteter die Todesnachricht für das Kind eintritt, desto größer ist der Schock. Das Kind erstarrt innerlich und leugnet den Tod. Es zieht sich in sich zurück und versucht so zu leben, als sei nichts geschehen. Dieses Verhalten ist nicht mit Trotz gleichzusetzen, sondern dient der momentanen Entlastung. Im günstigen Fall bestimmt das Kind dadurch selbst, wann und in welchem Maße es sich mit der Todesnachricht konfrontiert (vgl. Hirschberg, 2009, S.7).

2.2.2 Kompliziertes trauern z.b. Regression

Als Regression (lat. regredi-sich zurückziehen) wird ein bestimmtes Verhalten, besonders in belastenden Situationen, bezeichnet, bei dem Menschen auf früher erworbene, besonders kindliche Verhaltensmuster zurückgreifen. Die Phase der Regression im Trauerprozess ist von hoher Emotionalität gekennzeichnet. Dazu gehören weinen, klagen, Wutanfälle, aber auch Scham- und Schuldgefühle. Diese verschiedenen starken Gefühle führen zu einer psychischen Desorganisation.

Bei Kindern, besonders im frühen Schulalter, kommt häufig eine Ursachenpersonalisierung hinzu: Der erlittene Verlust wird auf ein bestimmtes (Fehl)-Verhalten einer anderen oder der eigenen Person zurückgeführt. Das Kind entwickelt folglich Scham- und Schuldgefühle, die es nicht von alleine verbalisieren kann. Wenn sich Kinder in dieser Phase zurückziehen und apathisch wirken, so ist dies im Sinne eines Abwehrmechanismus im Dienst des Ichs zu verstehen. Der Rückzug zeigt an, dass die Seele überbelastet und schonungsbedürftig ist.

Nach Siegmund Freud (1856-1939) gibt es drei verschieden Formen der Regression:
- Vorgänge und Verhaltensabläufe werden auf ein niedrigeres Niveau verschoben: z.B. weinen, jammern.
- Es findet ein Rückzug auf frühere Entwicklungsstufen statt: z.b. Bettnässen oder Verweigerung von Aufnahme fester Nahrung
- Kinder greifen auf archaische Vorstellung- und Denkmuster zurück, in dem sie magische   Ansichten vertreten: z.B. „Wenn ich mein Lieblingstier opfere, dann kommt Mama zurück" (vgl. Hirschberg, 2009, S.8).

Da Vater oder Mutter (im Normalfall) die bedeutungsvollsten Beziehungspartner und die wichtigsten Bezugspunkte im Leben eines Kindes sind, ist der Tod die vernichtendste und tiefgreifendste Verlusterfahrung schlechthin. [...]. Der Tod eines Elternteils ruft im Kind eine existentielle Krise hervor, die neben wirtschaftlichen Einschränkungen und den unmittelbar eintretenden Veränderungen immer auch eine Gefährdung der normalen, gesunden Entwicklung mit sich bringt. (Franz, 2002, S. 119)

3. Trauern Kinder anders?

3.1 Faktoren für die Art der Trauer

Viele Kinder reagieren überhaupt nicht, wenn sie über Trauer reden. Sie führen ihr Leben wie gewöhnlich weiter und zeigen nach außen keine Anzeichen der Betroffenheit. Ihre Handlungen oder Reaktionen müssen uns nicht immer ein genaues Bild über ihre inneren Empfindungen geben. Es ist wichtig, trauern nicht mit weinen zu verbinden. Nicht immer zeigt sich Trauer und Kummer durch Weinen. Kinder verstecken ihre Gefühle oft vor Erwachsenen, manchmal um die Eltern zu schützen. Sie können ihren Kindern helfen, indem sie dafür Verständnis haben, dass sie trauern, aber es jetzt gerade nicht mit Tränen ausdrücken und seine/ihre einzigartige Weise zu trauern akzeptieren. Erwachsene können ein gutes Beispiel für Kinder sein, indem sie ihre eigenen Gefühle ausdrücken. Dem Kind zu vermitteln, das es in Ordnung ist, zu weinen und Gefühle zu zeigen, gibt dem Kind Sicherheit und ermöglicht gemeinsam zu trauern.

Manche Kinder weinen nach dem Tod einer geliebten Person sehr lange nicht, manche weinen vielleicht nach einem Jahr zum ersten Mal. Es ist wichtig zu wissen, dass Trauer verschieden ist und sich auf verschiedenste Weise ausdrücken kann. Vielleicht braucht dieses Kind sehr lange, um die Endgültigkeit des Todes zu realisieren, vielleicht weint es zunächst nicht, weil es die starken Trauergefühle verdrängt, da sie im Moment zu bedrohlich, zu verunsichernd sind, vielleicht ist aber auch das Weinen einfach nicht der Weg dieses Kindes, seine Trauer auszudrücken.

Während Erwachsene und Jugendliche oft über ihre Gefühle, Gedanken und Erfahrungen mit dem Tod sprechen, können oder wollen nicht alle Kinder über ihren Trauerprozess sprechen. Viele sind zu jung oder zu unreif um ihre Gefühle mit passenden Worten auszudrücken. Viele Kinder drücken ihre Gefühle und Gedanken durch Spielen oder andere Aktivitäten aus. Andere werden in sich gekehrt, ärgerlich, aggressiv, störrisch, traurig oder trotzig.

Das wichtigste Kommunikationsmittel der Kinder ist ihr Verhalten. Weil Trauer eine sehr starke, intensive Erfahrung ist, entwickelt sie Energie im Körper. Diese Energie braucht Platz oder einen Weg um sich auszudrücken.

Kinder drücken diese Energie durch Spielen und energiegeladene Aktivitäten wie Laufen oder Schlagen aus, aber auch in ruhigeren Aktivitäten wie Malen, Basteln usw. Obwohl viele Kinder sich nicht mit Worten ausdrücken, kommen ihre Gefühle und Gedanken häufig durch ihr Spiel zum Vorschein. Kinder bemühen sich ihre Welt durch Spielen zu verstehen, es ist ihre Arbeit. Wenn sie zeichnen oder malen, Puppenspiele oder Marionettenspiele veranstalten, sich verkleiden oder im Sand spielen, verarbeiten sie ihre Erfahrungen. www.trauernde – Kinder. de (04.07.2010)

3.2 Todesverständnis bei Kindern im Alter von 6 bis 10 Jahre

Für Kinder im Vorschulalter ist der Tod nach wie vor reversibel: tot sein bedeutet Weggehen, ein Zurückkommen ist möglich. Leben und Tod können jederzeit getauscht werden, Verstorbenen wird das Denk- und Empfindungsvermögen nicht abgesprochen. Ab ungefähr sechs Jahren beginnen Kinder die Bedeutung der Irreversibilität und der Universalität des Todes zu begreifen (Bürgin, Steck & Schwald, 2001). Kinder realisieren, dass zwischen Leben und Tod Unterschiede bestehen. Es entsteht die Einsicht, dass Verstorbene nie mehr zurückkommen. Kinder verstehen, dass es Vorgänge innerhalb des Körpers sind, die den Tod bedingen, nämlich das Aufhören der lebensnotwendigen Körperfunktionen. Als Todesursachen werden vor allem äußere Gründe wie Unfälle oder Gewalt, zum Beispiel als Folge zwischenmenschlicher Beziehungen, angenommen. Ursachen wie Krankheit oder hohes Alter sind schwieriger nachzuvollziehen. Das Kind ist nach wie vor in seinem magischen Denken verhaftet: in dieser Zeit äußern Kinder oft Todes- und Vernichtungswünsche gegenüber anderen Personen.

Diese sind normaler Bestandteil der Entwicklung und entstehen meist aus dem Wunsch heraus, vorübergehend in Ruhe gelassen zu werden oder um einer Situation auszuweichen (vgl. Schweitzer & Niedermann, 2000, S.111-128). Todeswünsche gegenüber einem Verstorbenen können zu quälenden Schuldgefühlen führen, da ein Kind sich schnell verantwortlich fühlt, wenn wirklich etwas Schlimmes geschieht (Bürgin, 1991, Zeitlin, 2001). Ebenso wird der Tod auch als eine mögliche Bestrafung angenommen, zum Beispiel für „böse" Menschen. Es sterben auch die bösen vor den guten Menschen.

Als Marie Nagy in ihrer klassischen Studie von 1948 378 Kinder im Alter zwischen 3 und 10 Jahren untersuchte, fand sie „ dass die Kinder jünger als 5 Jahre noch nicht erkennen, dass der Tod unumkehrbar und definitiv ist. In den Gesprächen, Aufsätzen und Zeichnungen der

Kinder zwischen 6 und 9 Jahren fand Nagy, dass ein Merkmal der Todesvorstellung von Kindern, in dieser Gruppe besonders ausgeprägt ist:

Die Kinder personifizieren den Tod. Die Annahme, dass der Tod äußerlich verursacht werde, geht einher mit der Idee, der Tod sei nur eine bedrohliche Eventualität, der man entkommen könne. Zu der Einsicht, dass der Tod irreversibles und universelles Faktum ist, also jeden, auch sie selbst, ereilen wird, gelangen Kinder dann zwischen 9 und 11 Jahren."

Schon ab diesem Alter entspricht das Todeskonzept von Kindern also weitgehend demjenigen von Erwachsenen. Schon mit Alter um 10 Jahre entwickeln Kinder ein „erwachsenes Todeskonzept", indem sie die Irreversibilität und Universalität des Todes anerkennen. Davor disponieren alterstypische Todeskonzepte sie zu jeweils alterstypischen Ängsten. Deren Berücksichtigung erleichtert Eltern und Angehörigen die altersangemessene Auseinandersetzung mit dem Kind über den Tod. Indem Eltern und Angehörige eine fragende und nicht-wertende Haltung dem Kind gegenüber einnehmen, erleichtern sie ferner nicht nur sich selbst das Gespräch mit dem Kind – indem sie den Anspruch ablegen, Experten für unbeantwortbare Fragen zu sein, stattdessen eigenes Nicht-Wissen zugeben und dem Kind die Wahrheit sagen -; sie helfen damit auch dem Kind, seine spezifischen Ängste im Gespräch besser ausdrücken und hierdurch bewältigen zu lernen. www.psychologie-psychotherapie.ch (03.08.2010)

4. Der Verlust in der Kindheit als traumatisches Erlebnis

4.1 Was bedeutet „Trauma"?

Der Begriff „Trauma" stammt aus dem Griechischen und bedeutet übersetzt „Wunde". Nach psychologischem Verständnis entsteht ein Trauma in Folge eines extremen, bedrohlichen Ereignisses, welches die Bewältigungsmöglichkeiten der betroffenen Person überfordert und somit seelische Verletzungen verursacht. Die Weltgesundheitsorganisation (WHO) beschreibt den Begriff „Trauma" als „ein belastendes Ereignis oder eine Situation kürzerer oder längerer Dauer, mit außergewöhnlicher Bedrohung oder katastrophenartigem Ausmaß, die bei fast jedem eine tiefe Verzweiflung hervorrufen würde" (vgl. Drumm, 2007, Facharbeit).

4.1.2 Verlust der Mutter als (nicht-)traumatisches Ereignis

Kinder können mit unter ein individuell eigenes Verhaltensmuster zum eigenen Schutz entwickeln. Es kann dazu kommen, dass sie nicht mehr weinen, sie meinen dann „sie hätten keine Tränen mehr". Kinder wollen nach dem Verlust nichts mehr von ihrer Mutter hören, sie halten sich die Ohren zu und schreien. Sie zeigen eine gewisse Art von Wut gegenüber der verstorbenen Mutter. Sie zählen vorwurfsvoll und wütend auf, was sie noch alles mit ihr hätten machen wollen. Manchmal sind Kinder der Meinung, die Mutter hatte selbst Schuld an ihrem Tode.

Angenehme Botschaften in dieser Phase kann die Hilfe und Unterstützung von außen sein. Das Öffnen der Kondolenzbriefe, zum Teil mit Geldscheinen versehen, kann für Kinder beruhigend sein, davon können Einkäufe für die Familie gemacht werden.

Es können einige Wochen vergehen, bis das das Kinder den näheren Kontakt zum verbliebenen Elternteil sucht, um über die Verstorbene zu sprechen; es können Fragen kommen wie: „Kannst Du überhaupt ohne Mama Leben?"

Im Laufe der nächsten Zeit können Kinder immer wieder erwähnen, das der Vater nie wieder heiraten dürfte, es sei denn, er würde eine Frau finden, die genau gleich sei wie die Mama, nur ‚das mit der Krankheit' dürfte sie nicht haben.

Es kann aber auch unerwarteter Dinge zu einem Umschwung/ Umdenken des Kindes kommen. Kinder erklären ihrem Vater, sie bräuchten dringend wieder eine Mutter und der Vater „dürfe" wieder heiraten.

Immer wieder kann es zu Äußerungen kommen, dass es nicht sein kann, dass die Mutter nicht mehr zurückkäme. Blicke gen Himmel und Fragen an die verstorbene Mutter können sich häufen, damit verbunden das Warten auf eine Antwort. Der Wunsch nach einer Mutter kann immer dringlicher werden und die Forderung, dass es vom verbliebenen Vater erfüllt wird, bestimmt die Vorstellung nach einem glücklichen Familienleben aus Sicht des Kindes (vgl. Tausch-Flammer & Bickel, 2009, S. 58 ff.).

Vater-Mutter-Kind!

In meiner Einleitung berichtete ich von der 8jährigen Anna. Nach dem Verlust seiner Ehefrau besuchte der Vater, gemeinsam mit seinen beiden Töchtern, regelmäßig eine Trauergruppe. Dort trafen sie auf viele, die dasselbe Schicksal, den Verlust des Ehepartners verarbeiten wollten. Ein junger Mann, Vater von zwei Töchtern (4 und 8 Jahre alt) stehen alleine im Leben! Den Kindern wird die Möglichkeit gegeben, spielerisch und kindgerecht über den Verlust und die Trauer zu sprechen, sich auszutauschen, mit anderen Kindern in Kontakt zu kommen, denen das gleiche Schicksal widerfahren ist!

In dieser Gruppe lernte der Vater mit sich und seiner eigenen Trauer, sowie den Umgang mit seinen Kindern in den kritischen Phasen der Bewältigung umzugehen. Es kam zum Kontakt zu einer Frau, seines Alters, die ihren Ehemann verloren hatte, Kinder hatte sie keine. Durch regelmäßige Treffen und gemeinsame Verarbeitung wurde der Kontakt der Beiden und den zwei Mädchen immer intensiver. Sie verbrachten in regelmäßigen Abständen auch ihre Freizeit zu Viert zusammen.

Nach einigen Monaten erkundigte ich mich, was aus den Vieren geworden sei und es wurde mir berichtet, das der gemeinsame Einzug in ein neues zu Hause kurz bevor stände. Allen ginge es gut, die Kinder seien überglücklich, dass sie wieder „komplett" seien.

„Mama lebt jetzt im Himmel", das war Bestandteil einer Todesanzeige, die ein Kind mitgestaltet hat. Neben den Worten der Erwachsenen befand sich eine kleine Kinderzeichnung, ebenso die selbst geschriebenen Worte des Kindes.

G. Ennulat schreibt eindrucksvoll in „Kinder trauern anders" (2010), wie ein Kind, das seine Mutter verloren hat, diese furchtbare Nachricht weitergibt. Innerhalb kurzer Zeit erlag die Mutter eines 7jährigen Mädchens einem Krebsleiden. Der Vater hatte das Mädchen (…) von Anfang an stets über den Stand der Dinge informiert. Die Krankheit breitete sich in einem enormen Tempo aus, mit dem weder der Vater, noch seine beiden Kinder Schritt halten konnten. Die Kinder wurden in der Zeit, als die Mutter im Krankenhaus war, von einer Familienhilfe versorgt. Dass zeigte sich als eine sehr große Hilfe, denn eine neutrale Person kann leichter mit den Kindern über die schwere Krankheit der Mutter sprechen. Der Vater war hilflos, erschöpft und traurig, an manchen Tagen wie gelähmt (…), er hatte keinen Lebenswillen mehr.

Zum Glück organisierte die Familienhelferin den Alltag der Kinder, ihre Aktivitäten gingen wie gewohnt weiter. Das war ihr Schwungrad, so der Vater, und brachte auch ihn in Kontakt mit der guten Seite des Alltags. Der Vater wollte die Kinder nicht mit in die Klinik nehmen: „ Er müsse sie vor der schweren Erkenntnis schützen, dass ihre Mutter sterben wird. Er wollte den Kleinen das ersparen, aber auch seiner Frau von der Realität fern halten, das sie ihre Kinder nicht heranwachsen sehen würde." Dann aber bedrängten ihn die Kinder, wie er gegenüber der Autorin berichtet: „ Sie hätten ein Recht, ihre Mutter zu sehen, und baten die Familienpflegerin mitzugehen." Sie pflegten in den letzten Wochen regelmäßigen Kontakt zu ihrer sterbenden Mutter. Einmal waren sie auch alleine mit ihr zusammen. Und dabei geschah das, was so schwer und doch so wichtig ist, wie der Vater heute feststellt: „ Meine Frau sprach von sich aus mit den Kindern über ihren baldigen Tod." Für den Vater war es eine nahezu unaushaltbare Situation, für seine Kinder jedoch eine für sich eigens gewählte Möglichkeit des Abschied nehmens (vgl. Ennulat, 2010, S. 69ff.)

5. Methoden und Aufgaben bei der Trauerbegleitung von Kindern

5.1 Trauerbegleitung aus Sicht einer onkologischen Fachschwester

Zu diesem Kapitel meiner Facharbeit möchte ich über mein Interview berichten, das ich im Juni 2010 mit Schwester Verena geführt habe, die seit mehreren Jahren auf einer onkologischen Station arbeitet. Sie erzählt mir von zwei Fällen, die ihr widerfahren sind, einer negativen und die andere für sie, als positiv empfundene Begleitung:

1. Erfahrungsbericht:

Familie mit 2 Kindern (8 und 10 Jahre alt), Mutter Lymphosarkom im Oberschenkel, später Befall der Genitalien. Im Gespräch, was der Vater mit dem Arzt führte, bat er, auf keinem Fall den prognostisch schlechten Befund seiner Frau mitzuteilen. Alles lief so ab, als ob „es schon wieder wird." Die Kinder wurden belogen, die Mutter würde bald wieder gesund werden. Sie wurden abgeschirmt und lange Zeit nicht mit in die Klinik gebracht. Den Wunsch, die Mutter zu sehen, um ihr bei „der Genesung" beizustehen, wurde ihnen lange nicht ermöglicht. Wenn sie dann zu Besuch kamen, wurde es laut, es gab Streit und die Kinder wurden geschlagen! Streit war schon vor der Erkrankung der Frau an der Tagesordnung, den

Krankenhausaufenthalt nutzte der Vater und zog mit seinen Kindern aus der gemeinsamen Wohnung aus. Die sterbenskranke Frau war nicht nur mit sich und ihrem Kampf gegen den Krebs beschäftigt, sondern vermutete, ihr Mann hätte ein Verhältnis mit ihrer Schwester. Da der Mann merkte, er versetzt seine Frau in unnötige Grübelei, vertrug er sich mit ihr. Seinen Frust ließ er an den Kindern aus. Das Pflegeteam selber konnte in dieser eskalierten Situation ganz schlecht agieren, da sie nicht einschätzen konnten, wo die Kinder stehen. Das Team sei sogar genervt gewesen!

Nun schalteten die betreuenden Pflegekräfte den Kinderpsychologen ein. Die Kinder waren mittlerweile soweit, dass sie ins Bett machten, die Schulnoten schlechter wurden und ein Kind allergische Reaktionen zeigten.

Wie mir die Schwester weiter erzählte, möchten sie und das Team eine solche Art der Trauerbegleitung nicht noch einmal erleben. „Wir waren Streitschlichter, aber mit Begleitung der Familie hatte es wenig zu tun", so abschließend Schwester Verena.

2. Erfahrungsbericht:

Familie mit zwei Kindern (5 und 9 Jahre alt), Mutter mit Mamma Carzinom und Wirbelsäulen Metastasen. Die Kinder waren von Anfang an miteinbezogen, was die Erkrankung und die Prognose angingen. Sie wurden beide vom Vater und anderen Familienangehörigen darauf vorbereitet, dass ihre Mutter bald sterben könnte. Regelmäßig erzählte der Vater Schwester Verena, was die Kinder alles fragen: Wird Mama wieder gesund? Wird Alles wieder gut? Wenn Mama stirbt, was dann? Müssen wir ins Heim, wenn Du (Papa) wieder arbeiten gehst? Diese Fragen stellten die Kinder auch den Schwestern auf der Station, zu denen sie schnell einen vertrauten Kontakt aufgebaut hatten. Sie bekamen immer eine Antwort, und legten sich diese so zurecht, dass sie damit zu Recht kamen. Die Kinder waren bei jedem Besuch dabei und es wurde mit Mama im Bett gekuschelt, das Zimmer wurde so eingerichtet, das Alle, jederzeit dort schlafen konnten. Zu Sylvester wurde das Zimmer geschmückt und Essen bestellt. Für die Familie war das ein besonderes Ereignis, es wurde darüber gesprochen, dass es der letzte gemeinsame Jahreswechsel sein kann. Wenn die Eltern für sich sein wollten, gingen die Kinder auf die Schwestern zu und stellten wiederholt die Fragen, die sich mit dem Sterben und dem sterben ihrer Mutter beschäftigten. Schwester Verena berichtet: „ Wir konnten immer geradeaus antworten, das die Mama sehr, sehr krank ist und nicht mehr gesund wird." So, wie es ihnen auch der Vater erklärte. „ Bei uns Schwestern kam nie der Gedanke auf, wir würden die Kinder belügen. Wir benötigten keine Hilfe einer Psychologin, alle fühlten sich gut während der Begleitung."

Als die Mutter wenige Wochen später beigesetzt war, meldete sich der Vater telefonisch auf der Station. Er war voll des Lobes und bedankte sich vielmals für den Weg der Begleitung, den sie gemeinsam gegangen sind.

Zum Abschluss meines Interviews erklärt mir Schwester Verena: „ Mir haben diese Wochen der Begleitung und diese Familie unendlich viel gegeben. Sag´die Wahrheit, wenn es auch schwer fällt, aber die Wahrheit kann auch von Kindern akzeptiert werden!

5.1 Interventionen einer effizienten Trauerbegleitung(Selbsthilfegruppe, Trauerfeier, Nachsorge)

Der erste Impuls vieler Erwachsener ist es, die Kinder vor der Begegnung mit dem Tod zu schützen. Doch wissen wir eigentlich: Sterben, Tod und Trauer gehören auch zum Leben von Kindern und müssen keinen schlimmen Schaden anrichten. Denn Kinder können trauern. Es liegt nur an uns, Kindern zuzutrauen, den Trauerprozess bewältigen zu können. Denn zu häufig übersehen wir Kinder als aktive Trauernde. Kinder können trauern, brauchen dabei aber unsere Unterstützung im Umgang mit Trauer. Für Kinder, die ein Elternteil verloren haben, kommt zur Trauerbewältigung zusätzlich hinzu, dass sie sich meistens als einziges, trauerndes Kind erleben. Gehen sie nicht in eine Trauergruppe für Kinder, kennen sie meistens keine anderen Kinder in ähnlicher Situation (vgl. Hirschberg, 2009, S.5-6).

Trauer- bzw. Selbsthilfegruppen ermöglichen:
eine gute, stufenweise und altersgemäße Information über den bevorstehenden Tod und das Leben des Kindes und der gesamten Familie, danach
die Ermöglichung des persönlichen Abschieds in Begleitung eines vertrauten Erwachsenen
die Unterstützung für die Kinder bei der Mitgestaltung des Trauerprozesses
Kinder entwickeln Trennungsschmerz und Trauergefühl. Der Tod führt zu Veränderungen.

Was ist zu tun und mit welchen Worten sollte man den Kindern gegenübertreten:
Sagen Sie, warum dieser Mensch stirbt bzw. gestorben ist
Achten Sie sehr genau darauf, wie das Kind reagiert und welche Gefühle es zeigt
Geben Sie ihnen so gut wie irgendwie möglich das Gefühl von dauerhafter, verlässlicher Sicherheit
Beziehen Sie das Kind bei der Planung und Durchführung der Trauerfeier mit ein

Umarmen und liebkosen Sie das Kind

Ermutigen Sie das Kind zu weinen

Ermutigen Sie das Kind, über die verstorbene Person zu sprechen

(vgl. Hirschberg, 2009, S.13-14).

Im Folgenden sollen einige Interventionsansätze beschrieben werden: Dabei soll nicht professionelle Unterstützung durch Fachpersonal im Mittelpunkt stehen, sondern aufgezeigt werden, dass eine Intervention zuerst einmal in der Familie und durch die Familie beginnt. Denn die meisten Kinder bewältigen den erlittenen Verlust alleine: meist reicht dazu die Unterstützung durch die Familie und ein stabiles, soziales Netzwerk aus, so dass professionelle Hilfe nicht erforderlich ist.

Hilfreich werden unter anderem eine positive und effektive Kommunikation, starker Rückhalt, die Möglichkeit, seine Gefühle frei und offen äußern zu dürfen und gegenseitiges Vertrauen genannt. Dies lässt sich auf den Trauerprozess spezifizieren. Eine effektive Kommunikation in Verbindung damit, seine Gefühle frei äußern zu können, sollte zum einen bedeuten, die Fragen der Kinder offen zu beantworten, ihnen keine falschen Tatsachen vorzuspiegeln und ihnen die Informationen, die sie benötigen, zukommen zu lassen, so dass keinerlei unbeantwortete Fragen und Missverständnisse den Trauerprozess behindern und verkomplizieren.

Ehrliches Antworten und das Erleben der Trauergefühle des anderen ermöglichen es, gemeinsam zu trauern. Aus diesem Grund sollte der Vater dem Kind seine eigene Trauer nicht vorenthalten. Gemeinsame Gespräche schaffen den Raum, Erinnerungen auszutauschen, dem anderen Trost zu spenden und nach Möglichkeit pathologischen Entwicklungen vorzugreifen oder diese zumindest frühzeitig zu erkennen, um dann – wenn nötig – auf weitere Hilfe zurückzugreifen (Attig, 1996, Bürgin, 1989, Gardner, 1983, Norris-Shortle et al., 1993).

Gerade hier kann eine Intervention von außen ansetzen, denn der eben beschriebene Verlauf der gemeinsamen Trauer und Unterstützung in der Familie ist nicht immer gegeben. Sehr häufig verschlechtert sich die Kommunikation in Folge des Todes der Mutter. Dies kann zum Beispiel dadurch bedingt sein, dass Vater und Kind den Trauerverlauf des jeweils anderen nicht verstehen können (Hummer & Samuels, 1988). Neben Rollenüberlastung und Überforderung eines Familienmitglieds kann auch die Tatsache eine Ursache darstellen, dass der Vater als nun verwitweter Elternteil von der eigenen Trauer so überwältigt ist, dass er auf das Kind und seine Bedürfnisse nicht eingehen kann (vgl. Bowlby, 1987).

Auch trauernde Elternteile benötigen Hilfe, nicht nur im Umgang mit der Trauer, sondern in ihrer nun veränderten Rolle als Elternteil. Methoden zur Verbesserung der familiären Kommunikation im Trauerprozess haben sich bewährt (vgl. Kissane & Bloch, 1994). So können sowohl den Kindern als auch den betroffenen Vätern Strategien vermittelt werden, die dazu beitragen, dem jeweils anderen seine Gefühle und Probleme offen zu zeigen, um ein gegenseitiges Verständnis der Trauer des anderen zu erreichen. Vater und Kind werden auch dazu angeleitet, sich in Gesprächen über den Verstorbenen auszutauschen und sich gemeinsam an ihn zu erinnern. Können familiäre Kommunikationsmuster verbessert werden, gelingt nach und nach eine Anpassung an die neue Situation und die Trauersymptomatik schwächt sich mit der Zeit ab.

Viele Eltern stellen sich die Frage, ob sie ihr Kind zur Beerdigung des Verstorbenen mitnehmen sollen. Eine Grundregel ist sicherlich, dass kein Kind gegen seinen Willen an einer Beerdigung teilnehmen sollte. Äußert das Kind den eigenen Willen, an der Trauerfeier teilnehmen zu wollen, sollte es gut auf den Ablauf vorbereitet werden. Auch auf die möglichen eigenen Gefühle des verbliebenen Elternteils sollte das Kind hingewiesen werden z.B. schwarze Kleidung und ungewohntes Verhalten von Erwachsenen (weinen) kann sie verunsichern.

Deshalb ist es ratsam, ihnen einen bekannten Erwachsenen oder näheren Angehörigen, der selbst nicht zu sehr von eigener Trauer betroffen ist, zur Seite zu stellen. Eine Person, die das Kind an die Hand nimmt, die Trauerfeier gemeinsam mit ihm begleitet und für deren Fragen da ist. So können sie Sicherheit spüren, die sie für das Abschied nehmen brauchen (vgl. Hirschberg, 2009, S.19-20).

5.2 Trauerrituale von Kindern - Bedeutung und Funktion

Kinder leben in der Gegenwart. So können sie in einem Moment hemmungslos weinen und im nächsten Augenblick intensiv spielen. Für beides brauchen sie Raum, denn auch im Spielen verarbeiten sie ihre Trauer. Häufig drücken Kinder im symbolischen Spiel ihre Erfahrungen aus, da sie sich dadurch vom Geschehen distanzieren können.

Auch das Entwickeln von eigenen situations- und kindgerechten Ritualen bietet Kindern eine Möglichkeit, ihre Trauer individuell und nonverbal auszudrücken und doch verstanden zu werden. Das kann z.b. sein, auf eine bestimmte Weise das Grab zu pflegen, Blumen hinbringen oder gießen, ein Mama-Erinnerungs-Essen, mit Bildern von ihr und Geschichten über sie, das Ausführen einer Tätigkeit oder Verhaltensweise der Verstorbenen, wie ein abendliches gemeinsames Gebet oder das Weiterführen von gemeinsamen Aktivitäten, den Weg gehen, den das Kind mit der Verstorbenen immer gegangen ist (vgl. Hirschberg, 2009, S.25-26).

Kinder zeichnen, um in einer gewohnten Lieblingsbeschäftigung ihre Erinnerungen an das verlorene Elternteil „aufleben" zu lassen. In Rollenspielen mit Puppen oder anderen Stofftieren spiegeln sich Ereignisse wider, die das Kind als schön erlebte Dinge mit sich trägt, bzw. sucht im Spiel das Gespräch mit der verstorbenen Mutter.

Das vermitteln von Ruhe und Zuverlässigkeit fördert die alltäglichen Rituale eines Kindes. Man sollte sich bemühen, ihnen jederzeit, durch freies Spielen oder Malen der eigenen Trauer Ausdruck zu geben, jedoch ohne eine Bewertung. Den Kindern viel Geduld, Liebe, Aufmerksamkeit und Verständnis entgegenzubringen, hilft ihnen in der Phase des Abschied nehmens und in der Zeit danach. Erinnerungen aufzubewahren und das vermeiden von unnötige Änderungen im Tagesablauf zeigen sich als sehr hilfreich. Signalisieren, dass es jederzeit kommen könne, wenn es erzählen oder weinen möchte vermittelt eine familiäre Vertrautheit. Durch das Ausleben der persönlichen Trauer vor dem eigenen Kind, kann es lernen, lernen, dass es wichtig ist, die eigene Trauer nicht zu unterdrücken.

6. Schlussbetrachtung

Kinder nehmen während der Trauerbewältigung und in der Zeit danach eine gesonderte Stellung ein, denn ihre Bedürfnisse unterscheiden sich von denen Erwachsener, da sie andere Entwicklungsaufgaben zu bewältigen haben und ein anderer kognitiver und emotionaler Entwicklungsstand vorliegt. Besonders für jüngere Trauernde wäre ein Aufbrechen des Todestabus dringend nötig, denn Verdrängung und Unterdrückung von Trauer und Verlust sind nicht nur im Erwachsenenalter präsent, sondern werden schon früh in der Kindheit an die jüngeren Generationen weitergeben. Kindern sollte Raum gegeben werden, Schmerz und Emotionen zeigen und ausleben zu dürfen. Dabei müssen alle altersangemessenen Bedürfnisse berücksichtigt werden, um einer negativen Bewältigungsstrategie und Anpassung von Anfang an entgegenzuwirken. Dies beginnt damit, sich generell allen Kindern hinsichtlich Tod, Sterben und Trauer zu öffnen. Fragen müssen von Anfang an ohne Ausflüchte offen beantwortet werden, um Missverständnisse zu vermeiden und Verdrängung und Vermeidung gar nicht erst aufkommen zu lassen. Ihnen sollten die Unterstützung und der Beistand zur Verfügung stehen, die ihre individuelle Situation erforderlich macht. Die Art der Trauer und der Verarbeitung ist individuell von einer Vielzahl verschiedener Faktoren und so unterschiedlich, wie die Art der Beziehung der Menschen untereinander auch. Trauer vollzieht sich individuell und wenig vorhersehbar.

Literaturverzeichnis

Attig, T. (1996). How we grieve. Relearning the world. New York, Oxford: Oxford University Press.

Bowlby, J. (1987). Verlust, Trauer und Depression. Frankfurt a. M.: Fischer Taschenbuch.

Bürgin, D. (1989). Trauer bei Kindern und Erwachsenen. Zeitschrift für psychoanalytische Theorie und Praxis , 4 (1), S. 55-78.

Bürgin, D. (1991). Kinder und der Tod. In R. Battegay & U. Rauchfleisch (Hrsg.), Das Kind in seiner Welt (S.82-95). Göttingen: Vandenhoeck & Ruprecht.

Bürgin, D. , Streck, B. & Schwald, A. (2001). Verstehen und Deuten im Trauerprozess eines 5jährigen traumatisierten Knabens. Kinderanalyse, 9 (4), S. 395-340.

Drumm, N. (2007) Facharbeit: Traumatisiert durch den Tod eines Elternteils. Universität Trier.

Ennulat, G. (2010). Kinder trauern anders, wie wir sie einfühlsam und richtig begleiten. Freiburg im Breisgau: Herder GmbH.

Franz, M. (2002). Tabuthema Trauerarbeit. Erzieherinnen begleiten Kinder bei Abschied, Verlust und Tod. München: Don Bosco.

Furman, E. (1977). Ein Kind verwaist. Untersuchungen über Elternverlust in der Kindheit. Stuttgart: Klett.

Gardner, R. A. (1983). Children's reactions to parental death. In J. E. Schowalter, P. R. Patterson, M. Tallmer, A. H. Kutscher, S. V. Gullo & D. Peretz (Eds.), The child and death (pp. 104-124). New York: Columbia University Press.

Hirschberg, C. (2009), Wie Kinder trauern, Kinder in ihrer Trauer begleiten. In R. Diakonisches Werk der evangelischen Kirche in Deutschland e. V. (Hrsg.), Stuttgart: Schwäbische Druckerei GmbH.

Hummer, K. M. & Samuels, A. (1988). The influence of the recent death of a spouse on the parenting function of a surviving parent. In S. Altschul (Ed.), Childhood bereavement and its aftermath (pp. 37-63). Emotions and Behavior Monographs, No. 8. Madison/CT: International Universities Press.

Kast, V. (2008). Sich einlassen und loslassen. Neue Lebensmöglichkeit bei Trauer und Trennung. Freiburg im Breisgau: Herder GmbH.

Kissane, D. W. & Bloch, S. (1994). Family grief. British Journal of Psychiatry, 164, S. 728ff.

Noris-Shortle, C., Young P. A. & Williams, M. A. (1993). Understanding death and grief for children three and younger. Social work, 38 (6), S. 736ff.

Schweitzer, R. & Niedermann, A. (2000). Wenn Kinder dem Tod begegnen. (Heil)-pädagogische Hilfestellung für trauernde Kinder. Vierteljahresschrift für Heilpädagogik und ihre Nachbargebiete, 69 (2), S. 111-128.

Tausch-Flammer, D. & Bickel, L. (2009). Wenn Kinder nach dem Sterben fragen, Begleitbuch für Kinder, Eltern und Erzieher. Freiburg im Breisgau: Herder GmbH.

Tonkins, S. A. M. & Lambert, M. J. (1996). A treatment outcome study of bereavement groups for children. Child and Adolescent Social Work Journal, 13 (1), S. 3ff.

Zeitlin, S. V. (2001). Grief and bereavement. Primary Care: Clinics in office Practice, 28 (2), S. 415f.

Onlinerecherche:

http://www.zeno.org/Meyers-1905 /A/ Trauer?hl= trauer (04.06.2010)

http://www.trauernde-Kinder.de (10.07.2010)

http://www.psychologie-psychotherapie.ch (02.08.2010)

Oliver Junker, 2006 / www. kindertrauer.info (11.03.2010)